Justo a Tiempo Para Mi

Justo a Tiempo Para Mi

Karen L. Aken

ISBN-13:978-1530715817
ISBN-10:1530715814

Introducción

Todos tenemos una celebración en algún momento de nuestra vida queremos lucir lo mejor posible por. Puede ser una boda, reunión de secundaria o de vacaciones. ¿Por qué no usar esa excusa para recuperar la salud de forma permanente? Introduzca su motivo para iniciar este programa en la portada. En su interior encontrará consejos de salud y una guía directa que puede seguir todos los días o cada dos días. El objetivo de este programa es crear hábitos saludables que se pueden mantener por el resto de su vida.

Nunca ir más allá de sus capacidades. La información contenida en este libro no pretende ni implica ser un sustituto de consejo médico profesional, diagnóstico o tratamiento. Cualquier dependencia que se coloca en la información es, por tanto, estrictamente a su propio riesgo. Por favor, consulte a su médico antes de comenzar este o cualquier otro programa de ejercicios.

La fecha:_____
Mi peso:_____

Camina durante 5 minutos o correr durante 3 minutos.*
Hacer 10 saltos de tijera.
Mantener el equilibrio sobre una pierna durante 10 segundos,
luego el otro.
Párese con los pies ligeramente separados. Levante los brazos
hacia afuera lateralmente, hasta el nivel de los hombros. Haga
10 círculos con los brazos, hacia adelante y hacia atrás.
Beber 8 vasos de agua.** 1 2 3 4 5 6 7 8
Siéntese en silencio durante 5 minutos. Establecer un
temporizador, silenciar sus dispositivos electrónicos, cerrar los
ojos y respirar profundamente hasta que se acabe el tiempo.
Comer por lo menos una porción de fruta. Una porción es del
tamaño de una pelota de béisbol.
Comer por lo menos una porción de verduras (crudas, al horno,
o al vapor, no frito). Una porción es una taza mitad.
Elija por lo menos un elemento de la siguiente para eliminar de
su dieta: soda carne roja bocadillos de azúcar papas fritas

*Decidir ahora si quieres caminar o correr para este programa,
si más adelante decide ejecutar, comenzar con
reccomendations los primeros día.
**Beba siempre agua limpia, filtrada y sin adición de
aromatizante.

La fecha:_____

Camina durante 5 minutos o correr durante 3 minutos.
Hacer 10 saltos de tijera.
Mantener el equilibrio sobre una pierna durante 10 segundos,
luego el otro.*
Haga 10 círculos con los brazos, hacia adelante y hacia atrás.
Beber 8 vasos de agua. 1 2 3 4 5 6 7 8
Siéntate en silencio, cierra los ojos y respirar profundamente
durante 5 minutos.
Comer por lo menos una porción de fruta.
Comer por lo menos una porción de verduras.
Alimentos o bebidas quitan de mi dieta_____

*De pie sobre una pierna mejora su equilibrio y también trabaja
los músculos del estómago. Elevar la pierna opuesta para
aumentar la dificultad.

La fecha:_____

Camina durante 5 minutos o correr durante 3 minutos.
Hacer 10 saltos de tijera.
Mantener el equilibrio sobre una pierna durante 10 segundos,
luego el otro.
Haga 10 círculos con los brazos, hacia adelante y hacia atrás.
Beber 8 vasos de agua. 1 2 3 4 5 6 7 8
Siéntate en silencio, cierra los ojos y respirar profundamente
durante 5 minutos.*
Comer por lo menos una porción de fruta.
Comer por lo menos una porción de verduras.
Alimentos o bebidas quitan de mi dieta_____

*Este ejercicio disminuye el cortisol, la hormona que contribuye
al aumento de la grasa del vientre.

La fecha:_____

Camina durante 5 minutos o correr durante 3 minutos.
Hacer 10 saltos de tijera.
Mantener el equilibrio sobre una pierna durante 10 segundos,
luego el otro.
Haga 10 círculos con los brazos, hacia adelante y hacia atrás.
Beber 8 vasos de agua. 1 2 3 4 5 6 7 8
Siéntate en silencio, cierra los ojos y respirar profundamente
durante 5 minutos.
Comer por lo menos 1 porción de fruta.
Comer por lo menos 1 porción de verduras.*
Alimentos o bebidas quitan de mi dieta_____

*Verduras fritas no tienen ningún valor nutricional.

La fecha:_____

Camina durante 5 minutos o correr durante 3 minutos.

Hacer 10 saltos de tijera.

Mantener el equilibrio sobre una pierna durante 10 segundos, luego el otro.

Haga 10 círculos con los brazos, hacia adelante y hacia atrás.

Beber 8 vasos de agua. 1 2 3 4 5 6 7 8

Siéntate en silencio, cierra los ojos y respirar profundamente durante 5 minutos.

Comer por lo menos 1 porción de fruta.

Comer por lo menos 1 porción de verduras.

Alimentos o bebidas quitan de mi dieta_____

*Frutas y verduras congeladas son menos costosos y contienen más nutrientes que conserva.

La fecha:_____

Camina durante 5 minutos o correr durante 3 minutos.

Hacer 10 saltos de tijera.

Mantener el equilibrio sobre una pierna durante 10 segundos, luego el otro.*

Haga 10 círculos con los brazos, hacia adelante y hacia atrás.

Beber 8 vasos de agua. 1 2 3 4 5 6 7 8

Siéntate en silencio, cierra los ojos y respirar profundamente durante 5 minutos.

Comer por lo menos 1 porción de fruta.

Comer por lo menos 1 porción de verduras.

Alimentos o bebidas quitan de mi dieta_____

*Cierra los ojos mientras está de pie sobre una sola pierna, esto hace que todos los músculos que se usan para mantener el equilibrio en su cuerpo trabaje más duro.

La fecha:_____
Mi peso:_____

Camina durante **10** minutos* o correr durante **5** minutos.
Hacer **15** saltos de tijera.
Mantener el equilibrio sobre una pierna durante **15** segundos,
luego el otro.
Haga 10 círculos con los brazos, hacia adelante y hacia atrás.
Beber 8 vasos de agua. 1 2 3 4 5 6 7 8
Siéntate en silencio, cierra los ojos y respirar profundamente
durante 5 minutos.
Comer por lo menos 1 porción de fruta.
Coma por lo menos **2** porciones de verduras.
Alimentos o bebidas quitan de mi dieta_____

*Si un paseo de 10 minutos es demasiado intenso, luego
caminar durante 5 minutos por la mañana y las 5 de la tarde.

La fecha:_____

Camina durante 10 minutos o correr durante 5 minutos.
Hacer 15 saltos de tijera.
Mantener el equilibrio sobre una pierna durante 15 segundos,
luego el otro.
Haga 10 círculos con los brazos, hacia adelante y hacia atrás.
Beber 8 vasos de agua. 1 2 3 4 5 6 7 8
Siéntate en silencio, cierra los ojos y respirar profundamente
durante 5 minutos.
Comer por lo menos 1 porción de fruta.
Coma por lo menos 2 porciones de verduras.
Alimentos o bebidas quitan de mi dieta_____

La fecha:_____

Camina durante 10 minutos o correr durante 5 minutos.
Hacer 15 saltos de tijera.
Mantener el equilibrio sobre una pierna durante 15 segundos,
luego el otro.
Haga 10 círculos con los brazos, hacia adelante y hacia atrás.
Beber 8 vasos de agua. 1 2 3 4 5 6 7 8
Siéntate en silencio, cierra los ojos y respirar profundamente
durante 5 minutos.
Comer por lo menos 1 porción de fruta.
Coma por lo menos 2 porciones de verduras.
Alimentos o bebidas quitan de mi dieta_____

*Es importante saber lo que su presión arterial es debido a la
relación directa entre la presión arterial elevada y
enfermedades del corazón.

La fecha:_____

Camina durante 10 minutos o correr durante 5 minutos.

Hacer 15 saltos de tijera.

Mantener el equilibrio sobre una pierna durante 15 segundos, luego el otro.

Haga 10 círculos con los brazos, hacia adelante y hacia atrás.

Beber 8 vasos de agua. 1 2 3 4 5 6 7 8

Siéntate en silencio, cierra los ojos y respirar profundamente durante 5 minutos.

Comer por lo menos 1 porción de fruta.

Coma por lo menos 2 porciones de verduras.

Alimentos o bebidas quitan de mi dieta_____

*En lugar de utilizar la sal, utilizar productos Mrs. Dash para reducir su consumo de sodio.

La fecha:_____

Camina durante 10 minutos o correr durante 5 minutos.

Hacer 15 saltos de tijera.

Mantener el equilibrio sobre una pierna durante 15 segundos, luego el otro.

Haga 10 círculos con los brazos, hacia adelante y hacia atrás.

Beber 8 vasos de agua. 1 2 3 4 5 6 7 8

Siéntate en silencio, cierra los ojos y respirar profundamente durante 5 minutos.

Comer por lo menos 1 porción de fruta.

Coma por lo menos 2 porciones de verduras.

Alimentos o bebidas quitan de mi dieta_____

*El Instituto de Medicina recomienda que las mujeres tratar de consumir 25 gramos de fibra por día, y los hombres consumen 38 gramos por día. Frutas, verduras, cereales integrales, frijoles y guisantes son buenas fuentes de fibra.

La fecha:_____

Camina durante 10 minutos o correr durante 5 minutos.

Hacer 15 saltos de tijera.

Mantener el equilibrio sobre una pierna durante 15 segundos, luego el otro.

Haga 10 círculos con los brazos, hacia adelante y hacia atrás.

Beber 8 vasos de agua. 1 2 3 4 5 6 7 8

Siéntate en silencio, cierra los ojos y respirar profundamente durante 5 minutos.

Comer por lo menos 1 porción de fruta.

Coma por lo menos 2 porciones de verduras.

Alimentos o bebidas quitan de mi dieta_____

*Comer más lenta puede ayudarle a consumir un 10% menos de calorías. Trate de tomar bocados más pequeños; mastique despacio, masticando bien los alimentos hasta que se licua o se pierde la textura; y terminar y tragar por completo antes de tomar su siguiente bocado.

La fecha:_____

Camina durante 10 minutos o correr durante 5 minutos.

Hacer 15 saltos de tijera.

Mantener el equilibrio sobre una pierna durante 15 segundos, luego el otro.

Haga 10 círculos con los brazos, hacia adelante y hacia atrás.

Beber 8 vasos de agua. 1 2 3 4 5 6 7 8

Siéntate en silencio, cierra los ojos y respirar profundamente durante 5 minutos.

Comer por lo menos 1 porción de fruta.

Coma por lo menos 2 porciones de verduras.

Alimentos o bebidas quitan de mi dieta_____

*Cuando está bien hidratado su cuerpo es menos probable que retener el exceso de líquidos, ya que detecta que no está en riesgo de deshidratación.

La fecha:_____
Mi peso:_____

Camina durante **15** minutos o correr durante **7** minutos.
Hacer **20** saltos de tijera.
Mantener el equilibrio sobre una pierna durante 15 segundos,
luego el otro.
Haga **15** círculos con los brazos, hacia adelante y hacia atrás.
Beber 8 vasos de agua. 1 2 3 4 5 6 7 8
Siéntate en silencio, cierra los ojos y respirar profundamente
durante 5 minutos.
Coma por lo menos **2** porciones de fruta.
Coma por lo menos 2 porciones de verduras.
Alimentos o bebidas quitan de mi dieta_____
**Elija por lo menos un elemento de la siguiente para eliminar
de su dieta:*: pan blanco y blanco arroz   alimentos fritos
cereales   carne de almuerzo**

*Sustituir el pan blanco y arroz blanco con pan de grano entero
y arroz integral. Sustituir de los alimentos fritos con horno, al
vapor, y / o hervida. Sustituir los cereales con avena. Sustituir el
almuerzo carne con mantequilla de maní o la lechuga, pepino y
tomate con guacamole.

La fecha:_____

Camina durante 15 minutos o correr durante 7 minutos.
Hacer 20 saltos de tijera.
Mantener el equilibrio sobre una pierna durante 15 segundos, luego el otro.
Haga 15 círculos con los brazos, hacia adelante y hacia atrás.
Beber 8 vasos de agua. 1 2 3 4 5 6 7 8
Siéntate en silencio, cierra los ojos y respirar profundamente durante 5 minutos.
Coma por lo menos 2 porciones de fruta.
Coma por lo menos 2 porciones de verduras.
Alimentos o bebidas quitan de mi dieta_____

*Evitar los azúcares añadidos tanto como sea posible. De acuerdo con la Asociación Americana del Corazón, los hombres deben consumir menos de 37.5 gramos o 9 cucharaditas por día de azúcar, y las mujeres deben consumir menos de 25 gramos o 6 cucharaditas por día.

La fecha:_____

Camina durante 15 minutos o correr durante 7 minutos.

Hacer 20 saltos de tijera.

Mantener el equilibrio sobre una pierna durante 15 segundos, luego el otro.

Haga 15 círculos con los brazos, hacia adelante y hacia atrás.

Beber 8 vasos de agua. 1 2 3 4 5 6 7 8

Siéntate en silencio, cierra los ojos y respirar profundamente durante 5 minutos.

Coma por lo menos 2 porciones de fruta.

Coma por lo menos 2 porciones de verduras.

Alimentos o bebidas quitan de mi dieta_____

*El colesterol puede aumentar el riesgo de enfermedades del corazón. Usted debe tratar de consumir menos de 300 mg de colesterol por día.

La fecha:_____

Camina durante 15 minutos o correr durante 7 minutos.

Hacer 20 saltos de tijera.

Mantener el equilibrio sobre una pierna durante 15 segundos, luego el otro.

Haga 15 círculos con los brazos, hacia adelante y hacia atrás.

Beber 8 vasos de agua. 1 2 3 4 5 6 7 8

Siéntate en silencio, cierra los ojos y respirar profundamente durante 5 minutos.

Coma por lo menos 2 porciones de fruta.

Coma por lo menos 2 porciones de verduras.

Alimentos o bebidas quitan de mi dieta_____

*5 a 15 minutos de luz solar en sus brazos, las manos y la cara dos o tres veces a la semana es todo lo que necesita para evitar la deficiencia de vitamina D, reducir la depresión y reducir el riesgo de enfermedades del corazón.

La fecha:_____

Camina durante 15 minutos o correr durante 7 minutos.

Hacer 20 saltos de tijera.

Mantener el equilibrio sobre una pierna durante 15 segundos, luego el otro.

Haga 15 círculos con los brazos, hacia adelante y hacia atrás.

Beber 8 vasos de agua. 1 2 3 4 5 6 7 8

Siéntate en silencio, cierra los ojos y respirar profundamente durante 5 minutos.

Coma por lo menos 2 porciones de fruta.

Coma por lo menos 2 porciones de verduras.

Alimentos o bebidas quitan de mi dieta_____

*Nunca ir más de 4 horas sin comer, a menos que usted está durmiendo. Después de 4 horas su cuerpo comienza a preocuparse de que pueda morir de hambre. Su cuerpo entonces salta en modo de supervivencia. Una vez en el modo de supervivencia, su metabolismo se ralentiza. Esto también sucede cuando usted no come el desayuno. Un pequeño tentempié entre comidas evitará esto.

La fecha:_____

Camina durante 15 minutos o correr durante 7 minutos.

Hacer 20 saltos de tijera.

Mantener el equilibrio sobre una pierna durante 15 segundos, luego el otro.

Haga 15 círculos con los brazos, hacia adelante y hacia atrás.

Beber 8 vasos de agua. 1 2 3 4 5 6 7 8

Siéntate en silencio, cierra los ojos y respirar profundamente durante 5 minutos.

Coma por lo menos 2 porciones de fruta.

Coma por lo menos 2 porciones de verduras.

Alimentos o bebidas quitan de mi dieta_____

*Las altas cantidades de sodio aumenta la presión arterial y pone una tensión en sus riñones. Apunta a menos de 2,300 mg por día. Para aquellos con o en riesgo de enfermedades del corazón mantener la ingesta de sodio alrededor de 1,500 o menos por día.

La fecha:_____

Camina durante 15 minutos o correr durante 7 minutos.
Hacer 20 saltos de tijera.
Mantener el equilibrio sobre una pierna durante 15 segundos,
luego el otro.
Haga 15 círculos con los brazos, hacia adelante y hacia atrás.
Beber 8 vasos de agua. 1 2 3 4 5 6 7 8
Siéntate en silencio, cierra los ojos y respirar profundamente
durante 5 minutos.
Coma por lo menos 2 porciones de fruta.
Coma por lo menos 2 porciones de verduras.
Alimentos o bebidas quitan de mi dieta_____

*El alto contenido de cobre que se encuentra en los frutos
secos puede ayudar a prevenir las canas. Limite el consumo a
un pequeño puñado por día.

La fecha:_____

Mi peso:_____

Camina durante **20** minutos o correr durante **9** minutos.

Hacer 20 saltos de tijera.

Mantener el equilibrio sobre una pierna durante **20** segundos, luego el otro.

Haga 15 círculos con los brazos, hacia adelante y hacia atrás.

Hacer 10 abdominales y / o pretender hula-hoop en una dirección durante 30 segundos, luego el otro.

Beber **9** vasos de agua. 1 2 3 4 5 6 7 8 9

Siéntate en silencio, cierra los ojos y respirar profundamente durante 5 minutos.

Coma por lo menos 2 porciones de fruta.

Coma por lo menos **3** porciones de verduras.

Alimentos o bebidas quitan de mi dieta_____

*Las personas que inquietarse lo largo del día pueden quemar hasta 350 calorías más por día en promedio que las personas que se sientan todavía.

La fecha:_____

Camina durante 20 minutos o correr durante 9 minutos.

Hacer 20 saltos de tijera.

Mantener el equilibrio sobre una pierna durante 20 segundos, luego el otro.

Haga 15 círculos con los brazos, hacia adelante y hacia atrás.

Hacer 10 abdominales y / o pretender hula-hoop en una dirección durante 30 segundos, luego el otro.

Beber 9 vasos de agua. 1 2 3 4 5 6 7 8 9

Siéntate en silencio, cierra los ojos y respirar profundamente durante 5 minutos.

Coma por lo menos 2 porciones de fruta.

Coma por lo menos 3 porciones de verduras.

Alimentos o bebidas quitan de mi dieta_____

*El brócoli es una excelente fuente de vitamina C. Se puede ayudar a acortar la duración de los resfriados de la misma manera que las naranjas se puede.

La fecha:_____

Camina durante 20 minutos o correr durante 9 minutos.

Hacer 20 saltos de tijera.

Mantener el equilibrio sobre una pierna durante 20 segundos, luego el otro.

Haga 15 círculos con los brazos, hacia adelante y hacia atrás.

Hacer 10 abdominales y / o pretender hula-hoop en una dirección durante 30 segundos, luego el otro.

Beber 9 vasos de agua. 1 2 3 4 5 6 7 8 9

Siéntate en silencio, cierra los ojos y respirar profundamente durante 5 minutos.

Coma por lo menos 2 porciones de fruta.

Coma por lo menos 3 porciones de verduras.

Alimentos o bebidas quitan de mi dieta_____

*Aumentar el número de repeticiones, tiempo, o añadir pesos si siente que cualquiera de sus ejercicios diarios son demasiado fácil.

La fecha:_____

Camina durante 20 minutos o correr durante 9 minutos.

Hacer 20 saltos de tijera.

Mantener el equilibrio sobre una pierna durante 20 segundos, luego el otro.

Haga 15 círculos con los brazos, hacia adelante y hacia atrás.

Hacer 10 abdominales y / o pretender hula-hoop en una dirección durante 30 segundos, luego el otro.

Beber 9 vasos de agua. 1 2 3 4 5 6 7 8 9

Siéntate en silencio, cierra los ojos y respirar profundamente durante 5 minutos.

Coma por lo menos 2 porciones de fruta.

Coma por lo menos 3 porciones de verduras.

Alimentos o bebidas quitan de mi dieta_____

*Trate de congelación de sandía, melón uvas o para un convites congelado saludable.

La fecha:_____

Camina durante 20 minutos o correr durante 9 minutos.

Hacer 20 saltos de tijera.

Mantener el equilibrio sobre una pierna durante 20 segundos, luego el otro.

Haga 15 círculos con los brazos, hacia adelante y hacia atrás.

Hacer 10 abdominales y / o pretender hula-hoop en una dirección durante 30 segundos, luego el otro.

Beber 9 vasos de agua. 1 2 3 4 5 6 7 8 9

Siéntate en silencio, cierra los ojos y respirar profundamente durante 5 minutos.

Coma por lo menos 2 porciones de fruta.

Coma por lo menos 3 porciones de verduras.

Alimentos o bebidas quitan de mi dieta_____

*Cuando cantas tu quemas alrededor de 10 a 20 calorías por canción y su estado de ánimo mejora.

La fecha:_____

Camina durante 20 minutos o correr durante 9 minutos.
Hacer 20 saltos de tijera.
Mantener el equilibrio sobre una pierna durante 20 segundos,
luego el otro.
Haga 15 círculos con los brazos, hacia adelante y hacia atrás.
Hacer 10 abdominales y / o pretender hula-hoop en una
dirección durante 30 segundos, luego el otro.
Beber 9 vasos de agua. 1 2 3 4 5 6 7 8 9
Siéntate en silencio, cierra los ojos y respirar profundamente
durante 5 minutos.
Coma por lo menos 2 porciones de fruta.
Coma por lo menos 3 porciones de verduras.
Alimentos o bebidas quitan de mi dieta_____

*No tome bebidas con cafeína después de las 2 pm. La cafeína
puede permanecer en tu sistema durante un máximo de 8
horas y le impide conciliar el sueño por la noche.

La fecha:_____

Camina durante 20 minutos o correr durante 9 minutos.

Hacer 20 saltos de tijera.

Mantener el equilibrio sobre una pierna durante 20 segundos, luego el otro.

Haga 15 círculos con los brazos, hacia adelante y hacia atrás.

Hacer 10 abdominales y / o pretender hula-hoop en una dirección durante 30 segundos, luego el otro.

Beber 9 vasos de agua. 1 2 3 4 5 6 7 8 9

Siéntate en silencio, cierra los ojos y respirar profundamente durante 5 minutos.

Coma por lo menos 2 porciones de fruta.

Coma por lo menos 3 porciones de verduras.

Alimentos o bebidas quitan de mi dieta_____

*Para quemar calorías extra durante el día: tratar que marcha en su sitio; hacer lateral de elevación de piernas; o de pie se alternan en un pie y luego el otro, al tiempo que sumerge en tu estómago (sólo recuerda respirar).

La fecha:_____

Mi peso:_____

Camina durante 20 minutos o correr durante **11** minutos.

Hacer **25** saltos de tijera.

Mantener el equilibrio sobre una pierna durante 20 segundos, luego el otro.

Haga **20** círculos con los brazos, hacia adelante y hacia atrás.

Hacer **15** abdominales y / o pretender hula-hoop en una dirección durante **45** segundos, luego el otro.

Beber 9 vasos de agua. 1 2 3 4 5 6 7 8 9

Siéntate en silencio, cierra los ojos y respirar profundamente durante 5 minutos.

Coma por lo menos 2 porciones de fruta.

Coma por lo menos **4** porciones de verduras.

Alimentos o bebidas quitan de mi dieta_____

*Los hidratos de carbono son buenos para usted cuando son carbohidratos saludables como pan integral, patatas, frutas y verduras.

La fecha:_____

Camina durante 20 minutos o correr durante 11 minutos.

Hacer 25 saltos de tijera.

Mantener el equilibrio sobre una pierna durante 20 segundos, luego el otro.

Haga 20 círculos con los brazos, hacia adelante y hacia atrás.

Hacer 15 abdominales y / o pretender hula-hoop en una dirección durante 45 segundos, luego el otro.

Beber 9 vasos de agua. 1 2 3 4 5 6 7 8 9

Siéntate en silencio, cierra los ojos y respirar profundamente durante 5 minutos.

Coma por lo menos 2 porciones de fruta.

Coma por lo menos 4 porciones de verduras.

Alimentos o bebidas quitan de mi dieta_____

*Los carbohidratos deben aportar el 45-65% de la ingesta calórica. Los hidratos de carbono proporcionan 4 calorías por gramo, para determinar la ingesta recomendada tomar 45-65% de la ingesta calórica diaria total y luego dividir ese número por 4.

La fecha:_____

Camina durante 20 minutos o correr durante 11 minutos.

Hacer 25 saltos de tijera.

Mantener el equilibrio sobre una pierna durante 20 segundos, luego el otro.

Haga 20 círculos con los brazos, hacia adelante y hacia atrás.

Hacer 15 abdominales y / o pretender hula-hoop en una dirección durante 45 segundos, luego el otro.

Beber 9 vasos de agua. 1 2 3 4 5 6 7 8 9

Siéntate en silencio, cierra los ojos y respirar profundamente durante 5 minutos.

Coma por lo menos 2 porciones de fruta.

Coma por lo menos 4 porciones de verduras.

Alimentos o bebidas quitan de mi dieta_____

*Es necesario un poco de grasa en su dieta, sólo asegúrese de que está consumiendo grasas "saludables ", como las grasas monoinsaturadas y poliinsaturadas que se encuentran en cosas como las nueces, semillas, aguacates y aceite de oliva.

La fecha:_____

Camina durante 20 minutos o correr durante 11 minutos.

Hacer 25 saltos de tijera.

Mantener el equilibrio sobre una pierna durante 20 segundos, luego el otro.

Haga 20 círculos con los brazos, hacia adelante y hacia atrás.

Hacer 15 abdominales y / o pretender hula-hoop en una dirección durante 45 segundos, luego el otro.

Beber 9 vasos de agua. 1 2 3 4 5 6 7 8 9

Siéntate en silencio, cierra los ojos y respirar profundamente durante 5 minutos.

Coma por lo menos 2 porciones de fruta.

Coma por lo menos 4 porciones de verduras.

Alimentos o bebidas quitan de mi dieta_____

*La grasa debe constituir el 20-35% de la ingesta calórica. Las grasas proporcionan 9 calorías por gramo, para determinar su consumo recomendado tomar un 20-35% de su ingesta calórica diaria total y luego dividir ese número por 9.

La fecha:_____

Camina durante 20 minutos o correr durante 11 minutos.
Hacer 25 saltos de tijera.
Mantener el equilibrio sobre una pierna durante 20 segundos,
luego el otro.
Haga 20 círculos con los brazos, hacia adelante y hacia atrás.
Hacer 15 abdominales y / o pretender hula-hoop en una
dirección durante 45 segundos, luego el otro.
Beber 9 vasos de agua. 1 2 3 4 5 6 7 8 9
Siéntate en silencio, cierra los ojos y respirar profundamente
durante 5 minutos.
Coma por lo menos 2 porciones de fruta.
Coma por lo menos 4 porciones de verduras.
Alimentos o bebidas quitan de mi dieta_____

*Cuanto más activo sea el más proteínas que necesita. Es
importante que usted consume suficientes proteínas para
mantenerse al día con la descomposición y regeneración de las
células del cuerpo. El exceso de proteína se convierte en grasa
porque el cuerpo no almacena las proteínas para su uso
posterior.

La fecha:_____

Camina durante 20 minutos o correr durante 11 minutos.
Hacer 25 saltos de tijera.
Mantener el equilibrio sobre una pierna durante 20 segundos,
luego el otro.
Haga 20 círculos con los brazos, hacia adelante y hacia atrás.
Hacer 15 abdominales y / o pretender hula-hoop en una
dirección durante 45 segundos, luego el otro.
Beber 9 vasos de agua. 1 2 3 4 5 6 7 8 9
Siéntate en silencio, cierra los ojos y respirar profundamente
durante 5 minutos.
Coma por lo menos 2 porciones de fruta.
Coma por lo menos 4 porciones de verduras.
Alimentos o bebidas quitan de mi dieta_____

*Las proteínas debe constituir el 15-35% de la ingesta calórica.
Las proteínas proporcionan 4 calorías por gramo, para
determinar su consumo recomendado tomar un 15-35% de su
ingesta calórica diaria total y luego dividir ese número por 4. La
ingesta de 30-35% sólo se recomiendan para personas que
hacen ejercicio durante más de 60 minutos por día o que
tienen trabajo físicamente extenuante.

La fecha:_____

Camina durante 20 minutos o correr durante 11 minutos.
Hacer 25 saltos de tijera.
Mantener el equilibrio sobre una pierna durante 20 segundos, luego el otro.
Haga 20 círculos con los brazos, hacia adelante y hacia atrás.
Hacer 15 abdominales y / o pretender hula-hoop en una dirección durante 45 segundos, luego el otro.
Beber 9 vasos de agua. 1 2 3 4 5 6 7 8 9
Siéntate en silencio, cierra los ojos y respirar profundamente durante 5 minutos.
Coma por lo menos 2 porciones de fruta.
Coma por lo menos 4 porciones de verduras.
Alimentos o bebidas quitan de mi dieta_____

*El cuerpo necesita sodio para el ritmo cardíaco normal, pero sólo con moderación. La mayoría de las personas deben tratar de consumir menos de 2,400 mg de sodio por día. El consumo de menos de 1,500 mg puede prevenir y en algunos casos invertir enfermedad cardíaca.

La fecha:_____

Mi peso:_____

Camina durante **25** minutos o correr durante **13** minutos.

Hacer 25 saltos de tijera.

Mantener el equilibrio sobre una pierna durante **25** segundos, luego el otro.

Haga 20 círculos con los brazos, hacia adelante y hacia atrás.

Hacer 15 abdominales y / o pretender hula-hoop en una dirección durante 45 segundos, luego el otro.

De pie delante de a una silla con las piernas aparte el ancho de los hombros, siéntate y pararse 5x.

Beber 9 vasos de agua. 1 2 3 4 5 6 7 8 9

Siéntate en silencio, cierra los ojos y respirar profundamente durante **7** minutos.

Coma por lo menos 2 porciones de fruta.

Coma por lo menos **5** porciones de verduras.

Eliminate something new (your choice)_____

Alimentos o bebidas quitan de mi dieta_____

*Si en cualquier momento durante este ejercicio se siente mareado o sin aliento por favor, parar inmediatamente. No intente este ejercicio de nuevo, consulte con su médico.

La fecha:_____

Camina durante 25 minutos o correr durante 13 minutos.

Hacer 25 saltos de tijera.

Mantener el equilibrio sobre una pierna durante 25 segundos, luego el otro.

Haga 20 círculos con los brazos, hacia adelante y hacia atrás.

Hacer 15 abdominales y / o pretender hula-hoop en una dirección durante 45 segundos, luego el otro.

Siéntate y pararse 5x.*

Beber 9 vasos de agua. 1 2 3 4 5 6 7 8 9

Siéntate en silencio, cierra los ojos y respirar profundamente durante 7 minutos.

Coma por lo menos 2 porciones de fruta.

Coma por lo menos 5 porciones de verduras.

Alimentos o bebidas quitan de mi dieta_____

*Este ejercicio es muy bueno para su caderas, muslos y parte trasera.

La fecha:_____

Camina durante 25 minutos o correr durante 13 minutos.

Hacer 25 saltos de tijera.

Mantener el equilibrio sobre una pierna durante 25 segundos, luego el otro.

Haga 20 círculos con los brazos, hacia adelante y hacia atrás.

Hacer 15 abdominales y / o pretender hula-hoop en una dirección durante 45 segundos, luego el otro.

Siéntate y pararse 5x.

Beber 9 vasos de agua. 1 2 3 4 5 6 7 8 9

Siéntate en silencio, cierra los ojos y respirar profundamente durante 7 minutos.

Coma por lo menos 2 porciones de fruta.

Coma por lo menos 5 porciones de verduras.

Alimentos o bebidas quitan de mi dieta_____

*Trate de usar carne molida de pavo o pollo en lugar de carne molida de res o cerdo. Aunque el contenido de grasa puede ser el mismo, carne de res molida o carne de cerdo tendrá más grasa saturada. Las grasas saturadas elevan el colesterol en sangre y el riesgo de enfermedades del corazón.

La fecha:_____

Camina durante 25 minutos o correr durante 13 minutos.

Hacer 25 saltos de tijera.

Mantener el equilibrio sobre una pierna durante 25 segundos, luego el otro.

Haga 20 círculos con los brazos, hacia adelante y hacia atrás.

Hacer 15 abdominales y / o pretender hula-hoop en una dirección durante 45 segundos, luego el otro.

Siéntate y pararse 5x.

Beber 9 vasos de agua. 1 2 3 4 5 6 7 8 9

Siéntate en silencio, cierra los ojos y respirar profundamente durante 7 minutos.

Coma por lo menos 2 porciones de fruta.

Coma por lo menos 5 porciones de verduras.

Alimentos o bebidas quitan de mi dieta_____

*Respirar desde su abdomen en lugar de su pecho puede mejorar su salud de muchas maneras. Para averiguar si respirar desde el abdomen o en el pecho: acostarse, coloque una mano en el pecho y otra en el abdomen. Si la mano en el pecho se eleva más, usted es un respiro el pecho.

La fecha:_____

Camina durante 25 minutos o correr durante 13 minutos.

Hacer 25 saltos de tijera.

Mantener el equilibrio sobre una pierna durante 25 segundos, luego el otro.

Haga 20 círculos con los brazos, hacia adelante y hacia atrás.

Hacer 15 abdominales y / o pretender hula-hoop en una dirección durante 45 segundos, luego el otro.

Siéntate y pararse 5x.

Beber 9 vasos de agua. 1 2 3 4 5 6 7 8 9

Siéntate en silencio, cierra los ojos y respirar profundamente durante 7 minutos.

Coma por lo menos 2 porciones de fruta.

Coma por lo menos 5 porciones de verduras.

Alimentos o bebidas quitan de mi dieta_____

*Para practicar la respiración abdominal, sentarse cómodamente. Descansar su mano sobre su abdomen (alrededor de una pulgada encima ombligo) para que pueda prestar atención al movimiento. Inhale lentamente durante 4 segundos, una pausa de 2 segundos, luego exhale durante 4 segundos. Repita para tan largo o tan poco como desee.

La fecha:_____

Camina durante 25 minutos o correr durante 13 minutos.

Hacer 25 saltos de tijera.

Mantener el equilibrio sobre una pierna durante 25 segundos, luego el otro.

Haga 20 círculos con los brazos, hacia adelante y hacia atrás.

Hacer 15 abdominales y / o pretender hula-hoop en una dirección durante 45 segundos, luego el otro.

Siéntate y pararse 5x.

Beber 9 vasos de agua. 1 2 3 4 5 6 7 8 9

Siéntate en silencio, cierra los ojos y respirar profundamente durante 7 minutos.

Coma por lo menos 2 porciones de fruta.

Coma por lo menos 5 porciones de verduras.

Alimentos o bebidas quitan de mi dieta_____

*Subir escaleras es clasificado como un ejercicio de vigorosa y quema más calorías por minuto que trotar.

La fecha:_____

Camina durante 25 minutos o correr durante 13 minutos.

Hacer 25 saltos de tijera.

Mantener el equilibrio sobre una pierna durante 25 segundos, luego el otro.

Haga 20 círculos con los brazos, hacia adelante y hacia atrás.

Hacer 15 abdominales y / o pretender hula-hoop en una dirección durante 45 segundos, luego el otro.

Siéntate y pararse 5x.

Beber 9 vasos de agua. 1 2 3 4 5 6 7 8 9

Siéntate en silencio, cierra los ojos y respirar profundamente durante 7 minutos.

Coma por lo menos 2 porciones de fruta.

Coma por lo menos 5 porciones de verduras.

Alimentos o bebidas quitan de mi dieta_____

*Salsa y guacamole son opciones más saludables para las ensaladas. Muchos aderezos para ensaladas tienen altas cantidades de grasas, azúcares, sodio y productos químicos.

La fecha:_____

Mi peso:_____

Camina durante 25 minutos o correr durante **15** minutos.

Hacer **30** saltos de tijera.

Mantener el equilibrio sobre una pierna durante 25 segundos, luego el otro.

Haga 20 círculos con los brazos, hacia adelante y hacia atrás.

Hacer **20** abdominales y / o pretender hula-hoop en una dirección durante **60** segundos, luego el otro.

Siéntate y pararse **7x**.

Beber 9 vasos de agua. 1 2 3 4 5 6 7 8 9

Siéntate en silencio, cierra los ojos y respirar profundamente durante 7 minutos.

Coma por lo menos **3** porciones de fruta.

Coma por lo menos 5 porciones de verduras.

Alimentos o bebidas quitan de mi dieta_____

*Las frutas y verduras que son de color naranja son buenas para los ojos, la piel, y la inmunidad.

La fecha:_____

Camina durante 25 minutos o correr durante 15 minutos.
Hacer 30 saltos de tijera.
Mantener el equilibrio sobre una pierna durante 25 segundos,
luego el otro.
Haga 20 círculos con los brazos, hacia adelante y hacia atrás.
Hacer 20 abdominales y / o pretender hula-hoop en una
dirección durante 60 segundos, luego el otro.
Siéntate y pararse 7x.
Beber 9 vasos de agua. 1 2 3 4 5 6 7 8 9
Siéntate en silencio, cierra los ojos y respirar profundamente
durante 7 minutos.
Coma por lo menos 3 porciones de fruta.
Coma por lo menos 5 porciones de verduras.
Alimentos o bebidas quitan de mi dieta_____

*Las frutas y verduras que son verdes son buenas para los ojos,
los huesos y los dientes.

La fecha:_____

Camina durante 25 minutos o correr durante 15 minutos.

Hacer 30 saltos de tijera.

Mantener el equilibrio sobre una pierna durante 25 segundos, luego el otro.

Haga 20 círculos con los brazos, hacia adelante y hacia atrás.

Hacer 20 abdominales y / o pretender hula-hoop en una dirección durante 60 segundos, luego el otro.

Siéntate y pararse 7x.

Beber 9 vasos de agua. 1 2 3 4 5 6 7 8 9

Siéntate en silencio, cierra los ojos y respirar profundamente durante 7 minutos.

Coma por lo menos 3 porciones de fruta.

Coma por lo menos 5 porciones de verduras.

Alimentos o bebidas quitan de mi dieta_____

*Las frutas y verduras que son de color amarillo son buenas para la piel, los dientes y los huesos.

La fecha:_____

Camina durante 25 minutos o correr durante 15 minutos.

Hacer 30 saltos de tijera.

Mantener el equilibrio sobre una pierna durante 25 segundos, luego el otro.

Haga 20 círculos con los brazos, hacia adelante y hacia atrás.

Hacer 20 abdominales y / o pretender hula-hoop en una dirección durante 60 segundos, luego el otro.

Siéntate y pararse 7x.

Beber 9 vasos de agua. 1 2 3 4 5 6 7 8 9

Siéntate en silencio, cierra los ojos y respirar profundamente durante 7 minutos.

Coma por lo menos 3 porciones de fruta.

Coma por lo menos 5 porciones de verduras.

Alimentos o bebidas quitan de mi dieta_____

*Las frutas y verduras que son de color púrpura son buenos para su corazón y su hígado.

La fecha:_____

Camina durante 25 minutos o correr durante 15 minutos.

Hacer 30 saltos de tijera.

Mantener el equilibrio sobre una pierna durante 25 segundos, luego el otro.

Haga 20 círculos con los brazos, hacia adelante y hacia atrás.

Hacer 20 abdominales y / o pretender hula-hoop en una dirección durante 60 segundos, luego el otro.

Siéntate y pararse 7x.

Beber 9 vasos de agua. 1 2 3 4 5 6 7 8 9

Siéntate en silencio, cierra los ojos y respirar profundamente durante 7 minutos.

Coma por lo menos 3 porciones de fruta.

Coma por lo menos 5 porciones de verduras.

Alimentos o bebidas quitan de mi dieta_____

*Frutas y verduras que son de color blanco son buenos para su huesos.

La fecha:_____

Camina durante 25 minutos o correr durante 15 minutos.

Hacer 30 saltos de tijera.

Mantener el equilibrio sobre una pierna durante 25 segundos, luego el otro.

Haga 20 círculos con los brazos, hacia adelante y hacia atrás.

Hacer 20 abdominales y / o pretender hula-hoop en una dirección durante 60 segundos, luego el otro.

Siéntate y pararse 7x.

Beber 9 vasos de agua. 1 2 3 4 5 6 7 8 9

Siéntate en silencio, cierra los ojos y respirar profundamente durante 7 minutos.

Coma por lo menos 3 porciones de fruta.

Coma por lo menos 5 porciones de verduras.

Alimentos o bebidas quitan de mi dieta_____

*Las frutas y verduras que son de color rojo son buenos para su corazón.

La fecha:_____

Camina durante 25 minutos o correr durante 15 minutos.

Hacer 30 saltos de tijera.

Mantener el equilibrio sobre una pierna durante 25 segundos, luego el otro.

Haga 20 círculos con los brazos, hacia adelante y hacia atrás.

Hacer 20 abdominales y / o pretender hula-hoop en una dirección durante 60 segundos, luego el otro.

Siéntate y pararse 7x.

Beber 9 vasos de agua. 1 2 3 4 5 6 7 8 9

Siéntate en silencio, cierra los ojos y respirar profundamente durante 7 minutos.

Coma por lo menos 3 porciones de fruta.

Coma por lo menos 5 porciones de verduras.

Alimentos o bebidas quitan de mi dieta_____

*Gatorade y otras bebidas deportivas no son saludables para usted debido a su alto contenido de sal, azúcar y químicos que contienen. Ellos sólo son adecuados para las personas que hacen ejercicio vigoroso durante más de una hora o para aquellos que trabajan largas horas en climas cálidos.

La fecha:_____

Mi peso:_____

Camina durante **30** minutos o correr durante **17** minutos.

Hacer 30 saltos de tijera.

Mantener el equilibrio sobre una pierna durante **30** segundos, luego el otro.

Haga **25** círculos con los brazos, hacia adelante y hacia atrás.

Hacer 20 abdominales y / o pretender hula-hoop en una dirección durante 60 segundos, luego el otro.

Siéntate y pararse **9x**.

Beber 9 vasos de agua. 1 2 3 4 5 6 7 8 9

Siéntate en silencio, cierra los ojos y respirar profundamente durante 7 minutos.

Coma por lo menos 3 porciones de fruta.

Coma por lo menos 5 porciones de verduras.

Alimentos o bebidas quitan de mi dieta_____

*Trate de evitar la compra de alimentos en conserva. Congelado es una mejor opción. La comida enlatada contiene altas cantidades de sodio y conservantes que pueden causar estragos en su cuerpo. Si usted tiene que comprar alimentos enlatados como frijoles o verduras, volcarlos en un colador y enjuague con agua para eliminar la mayor parte del sodio.

La fecha:_____

Camina durante 30 minutos o correr durante 17 minutos.

Hacer 30 saltos de tijera.

Mantener el equilibrio sobre una pierna durante 30 segundos, luego el otro.

Haga 25 círculos con los brazos, hacia adelante y hacia atrás.

Hacer 20 abdominales y / o pretender hula-hoop en una dirección durante 60 segundos, luego el otro.

Siéntate y pararse 9x.

Beber 9 vasos de agua. 1 2 3 4 5 6 7 8 9

Siéntate en silencio, cierra los ojos y respirar profundamente durante 7 minutos.

Coma por lo menos 3 porciones de fruta.

Coma por lo menos 5 porciones de verduras.

Alimentos o bebidas quitan de mi dieta_____

*Evitar el jarabe de maíz de alta fructosa tan a menudo como sea posible. Se ha relacionado con muchas enfermedades, incluyendo la diabetes tipo 2 y la fibromialgia.

La fecha:_____

Camina durante 30 minutos o correr durante 17 minutos.

Hacer 30 saltos de tijera.

Mantener el equilibrio sobre una pierna durante 30 segundos, luego el otro.

Haga 25 círculos con los brazos, hacia adelante y hacia atrás.

Hacer 20 abdominales y / o pretender hula-hoop en una dirección durante 60 segundos, luego el otro.

Siéntate y pararse 9x.

Beber 9 vasos de agua. 1 2 3 4 5 6 7 8 9

Siéntate en silencio, cierra los ojos y respirar profundamente durante 7 minutos.

Coma por lo menos 3 porciones de fruta.

Coma por lo menos 5 porciones de verduras.

Alimentos o bebidas quitan de mi dieta_____

*La luz artificial puede hacer más difícil para su cuerpo para reconocer cuando es hora de dormir. Si usted tiene una dificultad para conciliar el sueño por la noche asegúrese de detener el uso de dispositivos electrónicos por lo menos 30 minutos antes de la hora de acostarse, hacer su dormitorio tan oscuro como sea posible, y mover su reloj despertador lejos de los ojos.

La fecha:_____

Camina durante 30 minutos o correr durante 17 minutos.

Hacer 30 saltos de tijera.

Mantener el equilibrio sobre una pierna durante 30 segundos, luego el otro.

Haga 25 círculos con los brazos, hacia adelante y hacia atrás.

Hacer 20 abdominales y / o pretender hula-hoop en una dirección durante 60 segundos, luego el otro.

Siéntate y pararse 9x.

Beber 9 vasos de agua. 1 2 3 4 5 6 7 8 9

Siéntate en silencio, cierra los ojos y respirar profundamente durante 7 minutos.

Coma por lo menos 3 porciones de fruta.

Coma por lo menos 5 porciones de verduras.

Alimentos o bebidas quitan de mi dieta_____

*Algunos alimentos se queman más calorías durante la digestión que otros. Esto se llama el efecto térmico de los alimentos. Ejemplos de alimentos que queman más calorías son: claras de huevo, pollo, pavo, salmón, harina de avena, patatas dulces, cereales multigrano y pan de grano entero.

La fecha:_____

Camina durante 30 minutos o correr durante 17 minutos.

Hacer 30 saltos de tijera.

Mantener el equilibrio sobre una pierna durante 30 segundos, luego el otro.

Haga 25 círculos con los brazos, hacia adelante y hacia atrás.

Hacer 20 abdominales y / o pretender hula-hoop en una dirección durante 60 segundos, luego el otro.

Siéntate y pararse 9x.

Beber 9 vasos de agua. 1 2 3 4 5 6 7 8 9

Siéntate en silencio, cierra los ojos y respirar profundamente durante 7 minutos.

Coma por lo menos 3 porciones de fruta.

Coma por lo menos 5 porciones de verduras.

Alimentos o bebidas quitan de mi dieta_____

*Evitar la carne de almuerzo tan a menudo como sea posible. Carnes de almuerzo se procesan con nitratos que son cancerígenos. También contienen altas cantidades de sodio y azúcar. Carne de almuerzo se ha relacionado con el cáncer de estómago, cáncer de colon y diabetes tipo 2.

La fecha:_____

Camina durante 30 minutos o correr durante 17 minutos.

Hacer 30 saltos de tijera.

Mantener el equilibrio sobre una pierna durante 30 segundos, luego el otro.

Haga 25 círculos con los brazos, hacia adelante y hacia atrás.

Hacer 20 abdominales y / o pretender hula-hoop en una dirección durante 60 segundos, luego el otro.

Siéntate y pararse 9x.

Beber 9 vasos de agua. 1 2 3 4 5 6 7 8 9

Siéntate en silencio, cierra los ojos y respirar profundamente durante 7 minutos.

Coma por lo menos 3 porciones de fruta.

Coma por lo menos 5 porciones de verduras.

Alimentos o bebidas quitan de mi dieta_____

*La reducción de calorías por debajo de 1200 es peligroso y sólo debe hacerse cuando bajo la supervisión de un médico.

La fecha:_____

Camina durante 30 minutos o correr durante 17 minutos.

Hacer 30 saltos de tijera.

Mantener el equilibrio sobre una pierna durante 30 segundos, luego el otro.

Haga 25 círculos con los brazos, hacia adelante y hacia atrás.

Hacer 20 abdominales y / o pretender hula-hoop en una dirección durante 60 segundos, luego el otro.

Siéntate y pararse 9x.

Beber 9 vasos de agua. 1 2 3 4 5 6 7 8 9

Siéntate en silencio, cierra los ojos y respirar profundamente durante 7 minutos.

Coma por lo menos 3 porciones de fruta.

Coma por lo menos 5 porciones de verduras.

Alimentos o bebidas quitan de mi dieta_____

*Si usted no tiene mucho tiempo para hacer ejercicio, hacer ejercicio durante 10 minutos, todavía es beneficioso.

La fecha:_____

Mi peso:_____

Camina durante 30 minutos o correr durante **19** minutos.

Hacer 30 saltos de tijera.

Mantener el equilibrio sobre una pierna durante 30 segundos, luego el otro.

Haga 25 círculos con los brazos, hacia adelante y hacia atrás.

Hacer **25** abdominales y / o pretender hula-hoop en una dirección durante **75** segundos, luego el otro.

Siéntate y pararse **11x.**

Beber 9 vasos de agua. 1 2 3 4 5 6 7 8 9

Siéntate en silencio, cierra los ojos y respirar profundamente durante 7 minutos.

Coma por lo menos 3 porciones de fruta.

Coma por lo menos 5 porciones de verduras.

Eliminate something new (your choice)_____

Alimentos o bebidas quitan de mi dieta_____

*Las vitaminas y los minerales funcionan mejor cuando provienen de los alimentos que consume. Pastillas a menudo son expulsados del cuerpo antes de que puedan ayudar con cualquier sanación.

La fecha:_____

Camina durante 30 minutos o correr durante 19 minutos.
Hacer 30 saltos de tijera.
Mantener el equilibrio sobre una pierna durante 30 segundos,
luego el otro.
Haga 25 círculos con los brazos, hacia adelante y hacia atrás.
Hacer 25 abdominales y / o pretender hula-hoop en una
dirección durante 75 segundos, luego el otro.
Siéntate y pararse 11x.
Beber 9 vasos de agua. 1 2 3 4 5 6 7 8 9
Siéntate en silencio, cierra los ojos y respirar profundamente
durante 7 minutos.
Coma por lo menos 3 porciones de fruta.
Coma por lo menos 5 porciones de verduras.
Alimentos o bebidas quitan de mi dieta_____

*La risa es buena para la mente, el cuerpo y el alma.

La fecha:_____

Camina durante 30 minutos o correr durante 19 minutos.

Hacer 30 saltos de tijera.

Mantener el equilibrio sobre una pierna durante 30 segundos, luego el otro.

Haga 25 círculos con los brazos, hacia adelante y hacia atrás.

Hacer 25 abdominales y / o pretender hula-hoop en una dirección durante 75 segundos, luego el otro.

Siéntate y pararse 11x.

Beber 9 vasos de agua. 1 2 3 4 5 6 7 8 9

Siéntate en silencio, cierra los ojos y respirar profundamente durante 7 minutos.

Coma por lo menos 3 porciones de fruta.

Coma por lo menos 5 porciones de verduras.

Alimentos o bebidas quitan de mi dieta_____

*Si vas a la cama a la misma hora cada día y se despierta a la misma hora cada día, se va a configurar el reloj interno del cuerpo. Esto hará que sea más fácil quedarse dormido y usted se sentirá menos cansado por la mañana.

La fecha:_____

Camina durante 30 minutos o correr durante 19 minutos.

Hacer 30 saltos de tijera.

Mantener el equilibrio sobre una pierna durante 30 segundos, luego el otro.

Haga 25 círculos con los brazos, hacia adelante y hacia atrás.

Hacer 25 abdominales y / o pretender hula-hoop en una dirección durante 75 segundos, luego el otro.

Siéntate y pararse 11x.

Beber 9 vasos de agua. 1 2 3 4 5 6 7 8 9

Siéntate en silencio, cierra los ojos y respirar profundamente durante 7 minutos.

Coma por lo menos 3 porciones de fruta.

Coma por lo menos 5 porciones de verduras.

Alimentos o bebidas quitan de mi dieta_____

*Si alguien hace constantemente el estrés emocional en su vida, evitar por completo o limitar la cantidad de tiempo que pasa con ellos. Ellos son perjudiciales para su salud.

La fecha:_____

Camina durante 30 minutos o correr durante 19 minutos.

Hacer 30 saltos de tijera.

Mantener el equilibrio sobre una pierna durante 30 segundos, luego el otro.

Haga 25 círculos con los brazos, hacia adelante y hacia atrás.

Hacer 25 abdominales y / o pretender hula-hoop en una dirección durante 75 segundos, luego el otro.

Siéntate y pararse 11x.

Beber 9 vasos de agua. 1 2 3 4 5 6 7 8 9

Siéntate en silencio, cierra los ojos y respirar profundamente durante 7 minutos.

Coma por lo menos 3 porciones de fruta.

Coma por lo menos 5 porciones de verduras.

Alimentos o bebidas quitan de mi dieta_____

*El desayuno debe ser consumido dentro de 2 horas de vigilia para mantener un metabolismo saludable, y también para dar a su mente y la energía del cuerpo.

La fecha:_____

Camina durante 30 minutos o correr durante 19 minutos.
Hacer 30 saltos de tijera.
Mantener el equilibrio sobre una pierna durante 30 segundos,
luego el otro.
Haga 25 círculos con los brazos, hacia adelante y hacia atrás.
Hacer 25 abdominales y / o pretender hula-hoop en una
dirección durante 75 segundos, luego el otro.
Siéntate y pararse 11x.
Beber 9 vasos de agua. 1 2 3 4 5 6 7 8 9
Siéntate en silencio, cierra los ojos y respirar profundamente
durante 7 minutos.
Coma por lo menos 3 porciones de fruta.
Coma por lo menos 5 porciones de verduras.
Alimentos o bebidas quitan de mi dieta_____

*El ejercicio no tiene por qué ser aburrido. Tratar
balanceándose en un columpio, quema 100 calorías en 30
minutos.

La fecha:_____

Camina durante 30 minutos o correr durante 19 minutos.

Hacer 30 saltos de tijera.

Mantener el equilibrio sobre una pierna durante 30 segundos, luego el otro.

Haga 25 círculos con los brazos, hacia adelante y hacia atrás.

Hacer 25 abdominales y / o pretender hula-hoop en una dirección durante 75 segundos, luego el otro.

Siéntate y pararse 11x.

Beber 9 vasos de agua. 1 2 3 4 5 6 7 8 9

Siéntate en silencio, cierra los ojos y respirar profundamente durante 7 minutos.

Coma por lo menos 3 porciones de fruta.

Coma por lo menos 5 porciones de verduras.

Alimentos o bebidas quitan de mi dieta_____

*Escuchar música mejora la memoria y el estado de ánimo.

La fecha:_____

Mi peso:_____

Camina durante **35** minutos o correr durante **21** minutos.

Hacer **35** saltos de tijera.

Mantener el equilibrio sobre una pierna durante **35** segundos, luego el otro.

Haga **30** círculos con los brazos, hacia adelante y hacia atrás.

Hacer 25 abdominales y / o pretender hula-hoop en una dirección durante 75 segundos, luego el otro.

Siéntate y pararse 11x.

Beber 9 vasos de agua. 1 2 3 4 5 6 7 8 9

Siéntate en silencio, cierra los ojos y respirar profundamente durante 7 minutos.

Coma por lo menos 3 porciones de fruta.

Coma por lo menos 5 porciones de verduras.

Alimentos o bebidas quitan de mi dieta_____

*La canela reduce el azúcar en la sangre, aumenta el metabolismo y ayuda a luchar contra las infecciones bacterianas y fúngicas. Evite los suplementos, tratar de añadir canela a los alimentos siempre que sea posible.

La fecha:_____

Camina durante 35 minutos o correr durante 21 minutos.

Hacer 35 saltos de tijera.

Mantener el equilibrio sobre una pierna durante 35 segundos, luego el otro.

Haga 30 círculos con los brazos, hacia adelante y hacia atrás.

Hacer 25 abdominales y / o pretender hula-hoop en una dirección durante 75 segundos, luego el otro.

Siéntate y pararse 11x.

Beber 9 vasos de agua. 1 2 3 4 5 6 7 8 9

Siéntate en silencio, cierra los ojos y respirar profundamente durante 7 minutos.

Coma por lo menos 3 porciones de fruta.

Coma por lo menos 5 porciones de verduras.

Alimentos o bebidas quitan de mi dieta_____

*Las bayas son una de las mejores fuentes de antioxidantes. Ellos también ayudan en la pérdida de peso debido a su alto contenido de agua y fibra.

La fecha:_____

Camina durante 35 minutos o correr durante 21 minutos.

Hacer 35 saltos de tijera.

Mantener el equilibrio sobre una pierna durante 35 segundos, luego el otro.

Haga 30 círculos con los brazos, hacia adelante y hacia atrás.

Hacer 25 abdominales y / o pretender hula-hoop en una dirección durante 75 segundos, luego el otro.

Siéntate y pararse 11x.

Beber 9 vasos de agua. 1 2 3 4 5 6 7 8 9

Siéntate en silencio, cierra los ojos y respirar profundamente durante 7 minutos.

Coma por lo menos 3 porciones de fruta.

Coma por lo menos 5 porciones de verduras.

Alimentos o bebidas quitan de mi dieta_____

*La miel puede aliviar la tos nocturna. Nunca dé miel a los bebés menores de 12 meses de edad.

La fecha:_____

Camina durante 35 minutos o correr durante 21 minutos.

Hacer 35 saltos de tijera.

Mantener el equilibrio sobre una pierna durante 35 segundos, luego el otro.

Haga 30 círculos con los brazos, hacia adelante y hacia atrás.

Hacer 25 abdominales y / o pretender hula-hoop en una dirección durante 75 segundos, luego el otro.

Siéntate y pararse 11x.

Beber 9 vasos de agua. 1 2 3 4 5 6 7 8 9

Siéntate en silencio, cierra los ojos y respirar profundamente durante 7 minutos.

Coma por lo menos 3 porciones de fruta.

Coma por lo menos 5 porciones de verduras.

Alimentos o bebidas quitan de mi dieta_____

*Las cerezas pueden ayudar a reducir la inflamación artrítica.

La fecha:_____

Camina durante 35 minutos o correr durante 21 minutos.

Hacer 35 saltos de tijera.

Mantener el equilibrio sobre una pierna durante 35 segundos, luego el otro.

Haga 30 círculos con los brazos, hacia adelante y hacia atrás.

Hacer 25 abdominales y / o pretender hula-hoop en una dirección durante 75 segundos, luego el otro.

Siéntate y pararse 11x.

Beber 9 vasos de agua. 1 2 3 4 5 6 7 8 9

Siéntate en silencio, cierra los ojos y respirar profundamente durante 7 minutos.

Coma por lo menos 3 porciones de fruta.

Coma por lo menos 5 porciones de verduras.

Alimentos o bebidas quitan de mi dieta_____

*El té verde ayuda con la pérdida de peso aumentando el metabolismo.

La fecha:_____

Camina durante 35 minutos o correr durante 21 minutos.

Hacer 35 saltos de tijera.

Mantener el equilibrio sobre una pierna durante 35 segundos, luego el otro.

Haga 30 círculos con los brazos, hacia adelante y hacia atrás.

Hacer 25 abdominales y / o pretender hula-hoop en una dirección durante 75 segundos, luego el otro.

Siéntate y pararse 11x.

Beber 9 vasos de agua. 1 2 3 4 5 6 7 8 9

Siéntate en silencio, cierra los ojos y respirar profundamente durante 7 minutos.

Coma por lo menos 3 porciones de fruta.

Coma por lo menos 5 porciones de verduras.

Alimentos o bebidas quitan de mi dieta_____

*Un plato de avena (preferiblemente sin gluten) por día puede reducir el colesterol y estabilizar el azúcar en la sangre.

La fecha:_____

Camina durante 35 minutos o correr durante 21 minutos.
Hacer 35 saltos de tijera.
Mantener el equilibrio sobre una pierna durante 35 segundos,
luego el otro.
Haga 30 círculos con los brazos, hacia adelante y hacia atrás.
Hacer 25 abdominales y / o pretender hula-hoop en una
dirección durante 75 segundos, luego el otro.
Siéntate y pararse 11x.
Beber 9 vasos de agua. 1 2 3 4 5 6 7 8 9
Siéntate en silencio, cierra los ojos y respirar profundamente
durante 7 minutos.
Coma por lo menos 3 porciones de fruta.
Coma por lo menos 5 porciones de verduras.
Alimentos o bebidas quitan de mi dieta_____

*Para un desayuno energético intentar mi Súper Avena:
1/4 a 1/2 taza de avena instantánea; 1/2 a 3/4 taza de agua;
congeladas bayas; 1 cucharada de mantequilla de maní o 2
cucharaditas de miel; y 1 / 2 cucharadita; canela. Combinar la
avena, agua, bayas, canela en un bol, cocinar durante 1-2
minutos, agregue la mantequilla de maní o miel.

La fecha:_____

Mi peso:_____

Camina durante **40** minutos o correr durante **23** minutos.

Hacer 35 saltos de tijera.

Mantener el equilibrio sobre una pierna durante 35 segundos, luego el otro.

Haga **35** círculos con los brazos, hacia adelante y hacia atrás.

Hacer **30** abdominales y / o pretender hula-hoop en una dirección durante **90** segundos, luego el otro.

Siéntate y pararse **15x**.

Beber 9 vasos de agua. 1 2 3 4 5 6 7 8 9

Siéntate en silencio, cierra los ojos y respirar profundamente durante 7 minutos.

Coma por lo menos 3 porciones de fruta.

Coma por lo menos 5 porciones de verduras.

Alimentos o bebidas quitan de mi dieta_____

*Trate de tener por lo menos 3 porciones de granos integrales por día. Busque el sello de grano entero amarilla para asegurar que realmente está recibiendo granos enteros. 1 porción equivale a 1 rebanada de pan, 1 taza de cereal listo para comer, 1/2 taza de arroz cocido, pasta cocida o 1 tortilla pequeña.

La fecha:_____

Camina durante 40 minutos o correr durante 23 minutos.
Hacer 35 saltos de tijera.
Mantener el equilibrio sobre una pierna durante 35 segundos,
luego el otro.
Haga 35 círculos con los brazos, hacia adelante y hacia atrás.
Hacer 30 abdominales y / o pretender hula-hoop en una
dirección durante 90 segundos, luego el otro.
Siéntate y pararse **15x**.
Beber 9 vasos de agua. 1 2 3 4 5 6 7 8 9
Siéntate en silencio, cierra los ojos y respirar profundamente
durante 7 minutos.
Coma por lo menos 3 porciones de fruta.
Coma por lo menos 5 porciones de verduras.
Alimentos o bebidas quitan de mi dieta_____

*Un estudio llevado a cabo en Brasil encontró que sólo 4
nueces de Brasil, una vez al mes pueden reducir de cholesterol
los niveles de más rápido que los medicamentos de estatinas.
Cuatro tuercas, una vez al mes. Ni mas ni menos.

La fecha:_____

Camina durante 40 minutos o correr durante 23 minutos.

Hacer 35 saltos de tijera.

Mantener el equilibrio sobre una pierna durante 35 segundos, luego el otro.

Haga 35 círculos con los brazos, hacia adelante y hacia atrás.

Hacer 30 abdominales y / o pretender hula-hoop en una dirección durante 90 segundos, luego el otro.

Siéntate y pararse **15x**.

Beber 9 vasos de agua. 1 2 3 4 5 6 7 8 9

Siéntate en silencio, cierra los ojos y respirar profundamente durante 7 minutos.

Coma por lo menos 3 porciones de fruta.

Coma por lo menos 5 porciones de verduras.

Alimentos o bebidas quitan de mi dieta_____

*La quercetina en las cebollas les hace un antihistamínico natural (siempre y cuando no han sido maltratadas y fritos).

La fecha:_____

Camina durante 40 minutos o correr durante 23 minutos.

Hacer 35 saltos de tijera.

Mantener el equilibrio sobre una pierna durante 35 segundos, luego el otro.

Haga 35 círculos con los brazos, hacia adelante y hacia atrás.

Hacer 30 abdominales y / o pretender hula-hoop en una dirección durante 90 segundos, luego el otro.

Siéntate y pararse **15x**.

Beber 9 vasos de agua. 1 2 3 4 5 6 7 8 9

Siéntate en silencio, cierra los ojos y respirar profundamente durante 7 minutos.

Coma por lo menos 3 porciones de fruta.

Coma por lo menos 5 porciones de verduras.

Alimentos o bebidas quitan de mi dieta_____

*Los pimientos verdes son una buena fuente de fibra, vitamina C y antioxidantes.

La fecha:_____

Camina durante 40 minutos o correr durante 23 minutos.

Hacer 35 saltos de tijera.

Mantener el equilibrio sobre una pierna durante 35 segundos, luego el otro.

Haga 35 círculos con los brazos, hacia adelante y hacia atrás.

Hacer 30 abdominales y / o pretender hula-hoop en una dirección durante 90 segundos, luego el otro.

Siéntate y pararse **15x**.

Beber 9 vasos de agua. 1 2 3 4 5 6 7 8 9

Siéntate en silencio, cierra los ojos y respirar profundamente durante 7 minutos.

Coma por lo menos 3 porciones de fruta.

Coma por lo menos 5 porciones de verduras.

Alimentos o bebidas quitan de mi dieta_____

*Las setas son una buena fuente de hierro y ayudan a reducir el colesterol.

La fecha:_____

Camina durante 40 minutos o correr durante 23 minutos.

Hacer 35 saltos de tijera.

Mantener el equilibrio sobre una pierna durante 35 segundos, luego el otro.

Haga 35 círculos con los brazos, hacia adelante y hacia atrás.

Hacer 30 abdominales y / o pretender hula-hoop en una dirección durante 90 segundos, luego el otro.

Siéntate y pararse **15x**.

Beber 9 vasos de agua. 1 2 3 4 5 6 7 8 9

Siéntate en silencio, cierra los ojos y respirar profundamente durante 7 minutos.

Coma por lo menos 3 porciones de fruta.

Coma por lo menos 5 porciones de verduras.

Alimentos o bebidas quitan de mi dieta_____

*Usted todavía puede comer los alimentos que le gustan, acaba de encontrar formas sencillas de realizar recetas más saludables; tratar quesos bajos fat; el uso de hierbas y especias en lugar de sal; menos mantequilla; menos petróleo; o añadir más verduras como pimientos, zanahorias, cebollas, brócoli, judías verdes o guisantes.

La fecha:_____

Camina durante 40 minutos o correr durante 23 minutos.

Hacer 35 saltos de tijera.

Mantener el equilibrio sobre una pierna durante 35 segundos, luego el otro.

Haga 35 círculos con los brazos, hacia adelante y hacia atrás.

Hacer 30 abdominales y / o pretender hula-hoop en una dirección durante 90 segundos, luego el otro.

Siéntate y pararse **15x**.

Beber 9 vasos de agua. 1 2 3 4 5 6 7 8 9

Siéntate en silencio, cierra los ojos y respirar profundamente durante 7 minutos.

Coma por lo menos 3 porciones de fruta.

Coma por lo menos 5 porciones de verduras.

Alimentos o bebidas quitan de mi dieta_____

*Para obtener una dieta bien equilibrada, trate de comer la mayor cantidad de colores del arco iris como sea posible. Por ejemplo, bayas rojas, guisantes verdes, habas marrones, y la fruta amarilla.

La fecha:_____

Mi peso:_____

Camina durante **45** minutos o correr durante **25** minutos.

Hacer **40** saltos de tijera.

Mantener el equilibrio sobre una pierna durante **40** segundos, luego el otro.

Haga **40** círculos con los brazos, hacia adelante y hacia atrás.

Hacer **35** abdominales y / o pretender hula-hoop en una dirección durante **2 minutos**, luego el otro.

Siéntate y pararse **20x**.

Beber 9 vasos de agua. 1 2 3 4 5 6 7 8 9

Siéntate en silencio, cierra los ojos y respirar profundamente durante **10** minutos.

Coma por lo menos 3 porciones de fruta.

Coma por lo menos 5 porciones de verduras.

Eliminate something new (your choice)_____

Alimentos o bebidas quitan de mi dieta_____

*Para la motivación, crear un objetivo alcanzable por sí mismo. Decidir sobre una recompensa por sí mismo cuando llegue a su meta.

La fecha:_____

Camina durante 45 minutos o correr durante 25 minutos.
Hacer 40 saltos de tijera.
Mantener el equilibrio sobre una pierna durante 40 segundos,
luego el otro.
Haga 40 círculos con los brazos, hacia adelante y hacia atrás.
Hacer 35 abdominales y / o pretender hula-hoop en una
dirección durante 2 minutos, luego el otro.
Siéntate y pararse 20x.
Beber 9 vasos de agua. 1 2 3 4 5 6 7 8 9
Siéntate en silencio, cierra los ojos y respirar profundamente
durante 10 minutos.
Coma por lo menos 3 porciones de fruta.
Coma por lo menos 5 porciones de verduras.
Alimentos o bebidas quitan de mi dieta_____

*Las personas que mantienen un jardín tienden a tener niveles
más bajos de estrés que las personas que no lo hacen.

La fecha:_____

Camina durante 45 minutos o correr durante 25 minutos.

Hacer 40 saltos de tijera.

Mantener el equilibrio sobre una pierna durante 40 segundos, luego el otro.

Haga 40 círculos con los brazos, hacia adelante y hacia atrás.

Hacer 35 abdominales y / o pretender hula-hoop en una dirección durante 2 minutos, luego el otro.

Siéntate y pararse 20x.

Beber 9 vasos de agua. 1 2 3 4 5 6 7 8 9

Siéntate en silencio, cierra los ojos y respirar profundamente durante 10 minutos.

Coma por lo menos 3 porciones de fruta.

Coma por lo menos 5 porciones de verduras.

Alimentos o bebidas quitan de mi dieta_____

*Si caminar se ha convertido en aburrido para usted, vuelva a colocar 2 días de caminar con un video de ejercicios que consiste entrenamiento con pesas.

La fecha:_____

Camina durante 45 minutos o correr durante 25 minutos.

Hacer 40 saltos de tijera.

Mantener el equilibrio sobre una pierna durante 40 segundos, luego el otro.

Haga 40 círculos con los brazos, hacia adelante y hacia atrás.

Hacer 35 abdominales y / o pretender hula-hoop en una dirección durante 2 minutos, luego el otro.

Siéntate y pararse 20x.

Beber 9 vasos de agua. 1 2 3 4 5 6 7 8 9

Siéntate en silencio, cierra los ojos y respirar profundamente durante 10 minutos.

Coma por lo menos 3 porciones de fruta.

Coma por lo menos 5 porciones de verduras.

Alimentos o bebidas quitan de mi dieta_____

*Si su mente vaga por la noche, llevar un cuaderno cerca de su cama y anote sus pensamientos. Esto ayudará a tranquilizar su mente para que pueda dormir.

La fecha:_____

Camina durante 45 minutos o correr durante 25 minutos.

Hacer 40 saltos de tijera.

Mantener el equilibrio sobre una pierna durante 40 segundos, luego el otro.

Haga 40 círculos con los brazos, hacia adelante y hacia atrás.

Hacer 35 abdominales y / o pretender hula-hoop en una dirección durante 2 minutos, luego el otro.

Siéntate y pararse 20x.

Beber 9 vasos de agua. 1 2 3 4 5 6 7 8 9

Siéntate en silencio, cierra los ojos y respirar profundamente durante 10 minutos.

Coma por lo menos 3 porciones de fruta.

Coma por lo menos 5 porciones de verduras.

Alimentos o bebidas quitan de mi dieta_____

*En momentos de estrés, inhale profundamente durante 5 segundos, una pausa de 3 segundos, y luego exhale por 5 segundos. Repetir como necesario. Esta es una de las mejores maneras de mantenerse en calma.

La fecha:_____

Camina durante 45 minutos o correr durante 25 minutos.
Hacer 40 saltos de tijera.
Mantener el equilibrio sobre una pierna durante 40 segundos, luego el otro.
Haga 40 círculos con los brazos, hacia adelante y hacia atrás.
Hacer 35 abdominales y / o pretender hula-hoop en una dirección durante 2 minutos, luego el otro.
Siéntate y pararse 20x.
Beber 9 vasos de agua. 1 2 3 4 5 6 7 8 9
Siéntate en silencio, cierra los ojos y respirar profundamente durante 10 minutos.
Coma por lo menos 3 porciones de fruta.
Coma por lo menos 5 porciones de verduras.
Alimentos o bebidas quitan de mi dieta_____

*No tenga miedo de decir "no ". Ya sea en su personal o la vida profesional, tomando más de lo que puede manejar crea un estrés es decir malo para su corazón y su mente.

La fecha:_____

Camina durante 45 minutos o correr durante 25 minutos.

Hacer 40 saltos de tijera.

Mantener el equilibrio sobre una pierna durante 40 segundos, luego el otro.

Haga 40 círculos con los brazos, hacia adelante y hacia atrás.

Hacer 35 abdominales y / o pretender hula-hoop en una dirección durante 2 minutos, luego el otro.

Siéntate y pararse 20x.

Beber 9 vasos de agua. 1 2 3 4 5 6 7 8 9

Siéntate en silencio, cierra los ojos y respirar profundamente durante 10 minutos.

Coma por lo menos 3 porciones de fruta.

Coma por lo menos 5 porciones de verduras.

Alimentos o bebidas quitan de mi dieta_____

*Para una ensalada saludable que no le dejará la sensación de hambre, intenta hacer una ensalada del arco iris:

1 a 2 tazas de repollo rojo (cortado o rasgado en trozos pequeños)

2 cucharadas guacamole y/o 3 cucharadas frijoles refritos vegetarianos

1/4 - 1/2 taza de zanahorias rallado

1-2 cucharadas salsa

Para conservar los beneficios para la salud, continúe con este programa de forma indefinida. Su objetivo debe ser completar esta lista 5-7x por semana. Podéis en cambiar la cantidad tiempo de caminar o correr a un tiempo que es apropiado para usted. También puede cambiar el número de repeticiones que haces para los ejercicios o mantenerlos igual.

Camina durante 45 minutos o correr durante 25 minutos.

Hacer 40 saltos de tijera.

Mantener el equilibrio sobre una pierna durante 40 segundos, luego el otro.

Haga 40 círculos con los brazos, hacia adelante y hacia atrás.

Hacer 35 abdominales y / o pretender hula-hoop en una dirección durante 2 minutos, luego el otro.

Siéntate y pararse 20x.

Beber 9 vasos de agua. 1 2 3 4 5 6 7 8 9

Siéntate en silencio, cierra los ojos y respirar profundamente durante 10 minutos.

Coma por lo menos 3 porciones de fruta.

Coma por lo menos 5 porciones de verduras.

Alimentos o bebidas quitan de mi dieta_____

Camina durante 45 minutos o correr durante 25 minutos.

Hacer 40 saltos de tijera.

Mantener el equilibrio sobre una pierna durante 40 segundos, luego el otro.

Haga 40 círculos con los brazos, hacia adelante y hacia atrás.

Hacer 35 abdominales y / o pretender hula-hoop en una dirección durante 2 minutos, luego el otro.

Siéntate y pararse 20x.

Beber 9 vasos de agua. 1 2 3 4 5 6 7 8 9

Siéntate en silencio, cierra los ojos y respirar profundamente durante 10 minutos.

Coma por lo menos 3 porciones de fruta.

Coma por lo menos 5 porciones de verduras.

Alimentos o bebidas quitan de mi dieta_____

Camina durante __ minutos o correr durante __ minutos.

Hacer __ saltos de tijera.

Mantener el equilibrio sobre una pierna durante __ segundos, luego el otro.

Haga __ círculos con los brazos, hacia adelante y hacia atrás.

Hacer __ abdominales y / o pretender hula-hoop en una dirección durante __minutos, luego el otro.

Siéntate y pararse __x.

Beber 9 vasos de agua. 1 2 3 4 5 6 7 8 9

Siéntate en silencio, cierra los ojos y respirar profundamente durante __ minutos.

Coma por lo menos 3 porciones de fruta.

Coma por lo menos 5 porciones de verduras.

Alimentos o bebidas quitan de mi dieta_____

www.ingramcontent.com/pod-product-compliance
Lightning Source LLC
Chambersburg PA
CBHW050506290526
45786CB00006B/2456